BARBACOA

Recetas recetas rápidas y deliciosas para una barbacoa
perfecta

(Recetas icónicas de barbacoas acompañadas por salsas)

Joaquin Zamarr

Tabla De Contenidos

Introducción

Son épocas de lágrimas, tristezas y depresión, causadas por estados de oscuridad en el que consideras que nada te podrá funcionar, porque solamente te rodea la desdicha, el desacierto y la desgracia. En este ámbito, al símbolo del invierno lo represento en diferentes etapas de tu vida o de tu existencia, en la que todos tus objetivos se dañan, se destruyen o se acaban. Exactamente, es el panorama de desorden, de caos donde crees que reina la incertidumbre, no sabes que hacer y te descontrolas, es obvio que el título de este texto indica una situación y una actividad fuera de lo normal, algo raro que no te encaja. De hecho, estoy definiendo el símbolo del invierno dentro de ese contexto, para iniciar una barbacoa, mediante un plan de acción proactivo y perspicaz que permita establecer actividades que se logren culminar con éxito y ese éxito será gracias a pensar.

En esta perspectiva, **Barbacoas en invierno**, no es un libro común, viene a ser al mismo tiempo algo más que una experiencia. Es un manual para el crecimiento individual, de gestión emocional y la ampliación del campo de visión personal para la vida misma y poder convivir bien con las personas de tu vida, pero usaremos verdades paralelas. El propósito de esta guía es que aprendas a dar la vuelta a situaciones adversas, sacando lo mejor de ellas, y aún mejor vamos a ser proactivos y a preverlas; ¿Que estás sin salida?, a pesar de ello, puedas levantarte y avanzar sin retroceder; sabiendo que cada vez hay otras 2 48 alternativas que puedes emprender y cambiar las cosas, siempre y cuando respires y pienses en el siguiente paso, ya no permitas que todo caiga al azar o vivir reaccionando, HORA DE TOMAR EL CONTROL.

Cada uno tiene su propia receta de barbacoa, a veces se transmite de generación en generación, como una joya familiar. Lo principal aquí es una buena carne y adobo. Alguien encurtidos en kéfir, alguien, en vinagre, y alguien, en vino. Todo esto está bien, pero todavía está lejos de ser una barbacoa.

Por supuesto, la forma más popular de cocinar platos de carne en la naturaleza en Rusia ha sido y sigue siendo la parrilla. Para que la barbacoa salga bien y tus invitados admiren tu habilidad como cocinero, necesitarás una buena barbacoa.

Según el diccionario de Dahl, brasero es un brasero en el Cáucaso y Persia. La palabra en sí fue prestada del árabe. Sin embargo, el brasero ha superado durante mucho tiempo los límites geográficos designados.

Por supuesto, puede cortar brochetas de ramitas, colocar una apariencia de hogar de ladrillos junto al fuego ... Pero, en primer lugar, a veces es bastante difícil encontrar los "materiales" necesarios en el bosque o en el río. banco, y en segundo lugar, este no es nuestro estilo en absoluto, realmente si cocina una barbacoa, entonces según todas las reglas, en una parrilla buena y "correcta". Pero, ¿qué debería ser?

Hoy en día, los braseros plegables o plegables, que consisten en láminas de acero delgadas, son muy populares. Sin embargo, tales braseros no pueden llamarse óptimos. El hecho es que no mantienen bien el calor, y la leña se quema rápidamente en ellos y las brasas en tales barbacoas se queman rápidamente. Por esta razón, durante el proceso de cocción, por regla general, es necesario crear una tracción adicional con un ventilador improvisado para que las brasas no se apaguen. Pero la carne en brochetas solo empeorará con esto: por un lado, puede estar muy carbonizada y, por el otro, quedará seca.

Antes de usar incluso un dispositivo aparentemente tan simple como un brasero, debe leer las instrucciones adjuntas.

Debe tenerse en cuenta que en la mayoría de los braseros plegables o plegables de producción importada, en principio, es imposible quemar leña. En este caso necesitarás carbones especiales, que actualmente están disponibles en casi cualquier supermercado. La violación de esta regla amenaza con la falla del brasero, ya que sus paredes pueden deformarse. Además, hay braseros en los que ni siquiera se puede encender el carbón comprado en la tienda, se debe poner ya caliente. Para no hacer esto en algún lugar del suelo, y luego no verter carbón en la barbacoa con una pala, usan el llamado iniciador, una taza especial con una capacidad de 4 -5 to 10 minutos litros con un asa conveniente.

Algunos fabricantes de barbacoas domésticas afirman que sus productos permiten el uso de leña. Pero aún así, es mejor no correr riesgos y limitarse a encender carbones preparados, y luego el brasero le durará más.

Además, el brasero plegable tiene otra desventaja: su relativa falta de confiabilidad. Por ejemplo, si no lo instala en una superficie dura y uniforme, simplemente puede desmoronarse durante el proceso de cocción. Esto no sucede a menudo, pero el riesgo existe. De acuerdo, es bastante desagradable perder una barbacoa fragante, casi preparada, guardando en la parrilla.

En general, las variedades plegables y plegables no son la mejor opción. Sin embargo, tienen 2 ventajas: económicas y muy fáciles de transportar.

Además, existen las barbacoas desechables, que recientemente se han vuelto muy populares en Europa. Incluso puedes comprarlos en una gasolinera de camino a tu lugar de vacaciones.

El brasero desechable es una bandeja de papel de aluminio sellada. Su peso a menudo no puede superar los 750 g (dependiendo del tamaño). Tiene todo lo necesario para cocinar una barbacoa: carbón, una parrilla de metal fino y un soporte de alambre. Las instrucciones adjuntas indican cómo instalar y encender correctamente dicho brasero.

Normalmente, el tiempo de funcionamiento para el que están diseñados estos dispositivos es de 2 a 2 ,5 to 10 minutos horas. Esto es suficiente para cocinar barbacoa de 4-5 to 10 minutos kilogramode carne.

Por supuesto, estos braseros de "juguete" están diseñados más para salchichas o alitas de pollo. Es bastante difícil cocinar un kebab jugoso y fragante en una parrilla de este tipo.

Capítulo 2 : Consejos Generales De Cocina

Agregue un poco de ralladura. Cuando una receta requiere una "ralladura" de una fruta cítrica, se refiere a la parte exterior colorida de la piel, no a la parte blanca interior, que se conoce como médula. La ralladura contiene todos los aceites cítricos aromáticos y proporciona un toque de sabor cítrico a la receta. Un método sencillo para obtener una cáscara fina es frotar la fruta contra los agujeros más pequeños de un rallador de queso.

No tenga miedo de experimentar. Los buenos cocineros nunca tienen miedo de desviarse de una receta y agregar su propio estilo. Siempre que hagas una sustitución o una adición, asegúrate de anotar la receta para que la próxima vez recuerdes si te gustó el cambio o no.

Mantequilla salada versus mantequilla sin sal. La mantequilla está disponible con y sin sal. La sal se agrega para darle más sabor y ayudar a preservarla para que tenga una vida útil más larga. El problema es que a veces la sal de la mantequilla puede ser más de lo que necesita una receta. Elegir mantequilla sin sal le da más control sobre la cantidad de sal que contiene su plato. Si solo tiene mantequilla salada, lo mejor que puede hacer es omitir aproximadamente 1/2 de cucharadita de sal por 1 taza (una barra) de mantequilla usada en la receta.

4. Utilice sus tijeras de cocina. En este momento, probablemente solo use sus tijeras de cocina para abrir envases y bolsas de leche. Pero la próxima vez que corte la grasa de un asado, abra pitas o corte pollo en tiras, ¡considere usar sus

tijeras! Los chefs los usan todo el tiempo para cortar carnes y otros alimentos. Probablemente sea mejor tener un par que estén designados solo como tijeras para alimentos. Y asegúrese de limpiarlos muy bien después de cada uso porque tienen grietas donde las bacterias pueden esconderse.

6 . Mantenga sus recetas organizadas. Nada es más frustrante cuando estás listo para comenzar a cocinar que no poder encontrar tu receta. Mantenga las cosas organizadas al encontrar un sistema para archivar sus recetas que pueda tener a mano en la cocina. Una gran opción es comprar uno de esos álbumes de fotos en los que se quita una hoja de plástico y debajo hay una superficie pegajosa. ¡Esto hace que las recetas sean fáciles de encontrar y en cualquier momento puede eliminarlas o reemplazarlas!

6. Evite que los alimentos se peguen a la sartén. Para evitar que los alimentos se peguen al fondo de sus sartenes, trate de evitar poner alimentos fríos en una sartén caliente. Además, no coloque alimentos en una sartén que no esté perfectamente limpia, de lo contrario, la acumulación resultante podría provocar que se quemen los alimentos.

8 . Evite que el agua hierva. Para evitar que las cacerolas se desborden al cocinar, agregue una capa fina de mantequilla alrededor del borde de la cacerola. Esto funciona bien con arroz, pasta y patatas.

8. Evite exudar claras de huevo. ¿Sus huevos exudan algo de su clara cuando los hierve? Esto se debe a que cada huevo contiene una bolsa de aire en el extremo redondeado más grande.

Cuando se coloca en agua hirviendo a fuego lento, la bolsa de aire se expande y crea una presión atmosférica más alta dentro del huevo que en el agua. El frágil caparazón se agrieta por la presión acumulada. Evite este problema en el futuro sacando los huevos del refrigerador y perforando el extremo más grande con un alfiler. ¡Esto le dará al aire un agujero por el que escapar!

10 . Corte los panes y las tortas a la perfección en todo momento. Puede sonar extraño, pero el hilo dental se puede usar para cortar pan y pasteles para obtener siempre una rebanada perfecta. Esta es también la forma más fácil de cortar un pastel en capas por la mitad para que pueda agregar un relleno. Para obtener resultados perfectos, congele el bizcocho antes de cortarlo.

2 0. Obtenga más jugo de las frutas cítricas. Cuando una receta requiere jugo

de limones, limas o naranjas, asegúrese de obtener hasta la última gota rodando primero la fruta debajo de la palma de la mano sobre una superficie dura. Presione hacia abajo tan fuerte como pueda mientras rueda. Luego, simplemente córtelo por la mitad y exprímalo. Verá que obtiene una cantidad significativamente mayor de jugo para agregar mucho sabor a su plato.

2 2 . Pele el ajo fácilmente. Pelar ajo puede ser frustrante a menos que conozca este pequeño consejo que usan los profesionales. Coloque un clavo de olor sobre una superficie dura y luego presione con fuerza con el lado plano de un cuchillo grande. Una vez que haya presionado lo suficiente, escuchará un "pop" que le indicará que la cáscara se ha separado. Incluso con este truco, tus dedos sin duda olerán a ajo. Deshazte de ese olor lavándolos bien con sal.

2 2. Repare los huevos rotos. Si tiene un huevo que se rompe al hervir, simplemente agregue un tapón de vinagre al agua y observe cómo la cáscara del huevo se sella. Sin embargo, desafortunadamente, si los blancos han comenzado a rezumar, este truco no funcionará.

2 4 . Asegúrese de que el aceite esté caliente antes de freír los alimentos. Aunque no son la opción más saludable, los alimentos fritos saben bien. La clave para una fritura perfecta es calentar el aceite antes de poner la comida (aunque no tan caliente como para que esté humeante, ¡ten cuidado!). Si no calientas el aceite, la comida absorberá demasiado aceite y sabor grasoso. Para probar si el aceite está lo suficientemente caliente para freír, agregue una gota de agua o incluso un pequeño trozo de lo que está cocinando.

Si burbujea rápidamente, entonces sabrá que está listo.

2 4. Obtenga la temperatura adecuada para freír. ¿Su aceite siempre parece tener la temperatura incorrecta? Una forma sencilla de saber si el aceite está lo suficientemente caliente es usar un cubo de pan. Si el pan se dora en un minuto, el aceite está entre 4 125 a 30 y 4 65 to 10 minutos grados, 40 segundos - 4 65 to 10 minutos y 4 82 grados, 25 a 30 segundos - 4 82 y 4 10 0 grados. O, si tiene uno, puede usar un termómetro. Solo asegúrate de que sea un termómetro de metal diseñado para freidoras.

25-30 . Una sustitución de huevos. ¿Necesitas un huevo para una receta, pero estás fuera? Puede sustituir dos cucharadas de mayonesa real por un huevo grande en cualquier receta. Sin embargo, asegúrese de no usar aderezo para ensaladas batidas a menos que desee la sal adicional que contiene.

2 6. Usos interesantes de las manzanas. Es posible que haya escuchado antes que es mejor mantener las manzanas almacenadas por separado de otras frutas y verduras porque emiten gases que aceleran la maduración. Bueno, esos mismos gases son útiles para algunas cosas. Una cuña de manzana en la bolsa ablandará el azúcar morena aglomerada durante la noche. También evitará que las patatas broten.

2 8 . Quite la grasa de las sopas. Quite la grasa de las sopas caseras agregando cuatro cubitos de hielo. La grasa se congelará alrededor del hielo, que luego se puede quitar. Esto enfriará la sopa, por lo que es posible que deba recalentarla después de completar el proceso.

2 8. Sirva un ponche perfecto. Cuando se sirve ponche, generalmente se deja en

una mesa de buffet para que todos puedan servirse. Por eso es importante mantenerlo frío. Sin embargo, en lugar de hielo, que diluirá el ponche, congele un poco del ponche de antemano y úselo.

2 10 . Evite que los sándwiches prefabricados se empapen. Para evitar que los sándwiches de la hora del almuerzo se empapen, unte ambos pedazos de pan hasta los bordes con mantequilla, mostaza o mayonesa. Luego envuelva el sándwich en papel encerado o film transparente. O es posible, armar el sándwich justo antes de comer. Simplemente empaca el pan y el relleno por separado.

20. Siempre marina los alimentos en un plato de vidrio o cerámica. La mayoría de los adobos contienen un ingrediente ácido, como jugo de limón, vinagre o vino, que pueden reaccionar con el metal y causar sabores desagradables en la

comida. Para ahorrar en la limpieza, intente marinar su pescado o carne en una bolsa de plástico grande con cierre de cremallera. Coloque la bolsa en un plato o en un tazón poco profundo y refrigere, girando el tazón de vez en cuando para distribuir la marinada.

22 . Reducir las salpicaduras de grasa. Pocas cosas son más sucias que salpicar grasa. Y si le entra en contacto con la piel, puede ser doloroso. Reduzca las salpicaduras de grasa rociando grasa caliente con sal antes de agregar los alimentos a freír. Si esto no es completamente efectivo, puede comprar protectores contra salpicaduras de grasa en las tiendas de cocina.

22. Ralle fácilmente el queso. Haga que rallar el queso sea muy fácil arrojándolo en el congelador durante una hora antes de triturarlo. Esto hará que el queso se endurezca lo suficiente como para rallar sin comprometer el sabor o la textura.

Capítulo 2: Salsas Y Condimentos

24 . Prepara salsa perfecta para pavo. ¿Está buscando la salsa perfecta para acompañar su pavo de vacaciones? ¡Un gran consejo de los profesionales es usar té! Hierve una olla grande con agua y cuando pongas el pavo en el horno agrega dos bolsitas de té de pekoe de naranja. Deje reposar el té sobre la estufa hasta que el pavo esté listo y luego agréguelo a los jugos de la sartén. Espesar con una mezcla de harina y agua o maicena.

24. Tenga a mano el caldo de pollo. El caldo de pollo no solo es una manera fácil de agregar sabor a las salsas, sino que también se puede usar para agregar humedad al relleno seco. Y la variedad sin sal se puede utilizar para domar la

salsa demasiado salada sin diluir el sabor.

26 . Una sabrosa alternativa a la crema agria. ¿Sin crema agria o buscando algo diferente? Considere una crema fresca rápida, que se puede preparar con una taza de suero de leche y tres tazas de crema espesa. Mézclalos y déjalos reposar en la encimera durante unos tres días. Luego guárdelo en el refrigerador hasta por dos semanas.

26. Reducir el poder del ajo y la cebolla. A veces no quieres un sabor fuerte a ajo o cebolla. Obtenga un sabor más suave salteándolos en mantequilla o aceite de oliva durante unos minutos antes de agregarlos a otros alimentos. Esto liberará su dulzura natural y le dará un sabor maravilloso.

28 . Una forma fácil de pelar la raíz de jengibre. Para pelar fácilmente la raíz de jengibre, colóquelo en el congelador durante una hora antes de usar y luego

quítele la piel con un cuchillo afilado. O intente usar el borde de una cuchara para pelar la raíz de jengibre a temperatura ambiente.

28. Use cebollas caramelizadas para agregar sabor. Las cebollas caramelizadas son una forma deliciosa de agregar sabor al puré de papas, verduras, sopas y salsas. Afortunadamente, se pueden preparar con anticipación y guardar en el refrigerador para que estén disponibles cuando los necesite. Para ello, pique las cebollas finas y agréguelas a la mantequilla o margarina derretida. Cocine a fuego muy lento hasta que las cebollas estén doradas. Asegúrese de que siempre haya mucha mantequilla o las cebollas se pondrán crujientes. Una vez caramelizados, transfiérelos a un recipiente de plástico mientras la mantequilla aún esté líquida y guárdelos en el refrigerador. Una vez solidificado,

es fácil tomar una cucharada cuando lo necesite.

210 . Arregle las salsas grumosas. ¿Tu salsa tiene demasiados grumos? Retírelo del fuego inmediatamente y tírelo en su procesador de alimentos para suavizar los grumos y mezclar los sabores. Agregue un poco de agua caliente si es necesario para ayudar a eliminar los grumos. Luego, recaliente según sea necesario y sirva.

4 0. Usando salsa de tomate prefabricada. La salsa de tomate comprada en la tienda es una alternativa fácil a hacer la tuya propia. Pero a veces es demasiado ácido o demasiado salado parael plato en el que lo está usando. Un buen consejo para reducir la acidez de la salsa de tomate es agregar aproximadamente un octavo de taza de azúcar. Para reducir la salinidad, agregue un poco de crema.

4 2 . Use vino para agregar un sabor único a los platos. El vino es otra forma de condimentar sus platos, al igual que las hierbas y las especias. Realmente no hay reglas, excepto las dictadas por su propio gusto. Generalmente, el tipo de vino para usar en un plato es el que más le gustaría beber con él. Los vinos blancos se suelen acompañar con pescados y carnes blancas, y los tintos con carnes oscuras. No se preocupe si el plato terminado contiene alcohol; el vino pierde su alcohol cuando se cuece a fuego lento el tiempo suficiente para que no quede ningún rastro de alcohol. Una forma fácil de crear una salsa es desglasar la sartén con vino. Si es necesario, espese con un poco de maicena.

4 2. Haga sus propios aderezos para ensaladas. Los aderezos para ensaladas comprados en la tienda están cargados de calorías y conservantes adicionales. Y

una vez abiertos, a menudo se echan a perder mucho antes de que se agoten. Una gran alternativa es hacer tus propios apósitos. Para una vinagreta sabrosa, mezcle ¾ de taza de aceite con 1/2 de taza de vinagre y sazone con sal, pimienta e incluso un poco de mostaza de Dijon. Para otras variaciones, intente agregar miel, vinagre balsámico, jugo de naranja, jarabe de arce, ajo o jugo de lima. ¡Con un poco de experimentación, se sorprenderá de cuántos sabores geniales puede crear!

4 4 . Caldo, Caldo, Caldo y Consomé. En recetas que requieran caldo de pollo o de res, puede usar caldo casero o enlatado preparado con cubos comprados o bases en polvo. (Sin embargo, asegúrese de observar la cantidad de sal que luego agrega a su receta porque algunos cubos y bases en polvo son muy saladas). El caldo, el caldo y el caldo son básicamente lo

mismo: el líquido transparente que se produce cuando la carne, los huesos y las verduras se cuecen a fuego lento en agua para extraer el sabor y luego se cuelan. El caldo se puede preparar con carne, aves, pescado o verduras. El consomé es más fuerte que el caldo; es un caldo enriquecido con más carne y verduras y luego concentrado y clarificado. ¡Ahora lo sabes!

4 4. Espese la salsa rápida y fácilmente. Una vez que el asado o el pavo están cocidos, siempre queda la tarea de hacer la salsa y esperar a que espese. Afortunadamente, ¡hay una forma más rápida! Espesa tu salsa agregando una cucharada de puré de papas instantáneo. Empiece por ahí y agregue más si es necesario hasta que tenga la consistencia adecuada.

4 6 . Hierbas secas versus frescas. Las hierbas frescas son las mejores para darle sabor, pero si no están disponibles,

use aproximadamente un tercio de la cantidad seca. Si una receta no especifica fresco o seco, puede asumir que significa seco, ya que las hierbas secas se usan con mucha más frecuencia. Independientemente de las hierbas que elija, si no está seguro de la cantidad, comience con solo un poco, pruebe con frecuencia y agregue más durante la cocción. Y para asegurarse de que está usando hierbas secas con la máxima cantidad de sabor, reemplácelas cada tres meses.

4 6. Agregue ajo a los aceites y vinagres. Los aceites y vinagres aromatizados con ajo brindan una manera rápida y fácil de agregar un poco de ponche a la ensalada, aderezos, salteados y carnes. Una vez preparados, se pueden conservar indefinidamente y se pueden tomar cuando se desee para añadir un poco de sabor. Para hacer el tuyo, simplemente pela los dientes de ajo y córtalos en

tercios. Colócalos en el fondo del vinagre o de la coctelera y déjalos unas semanas antes de usarlos.

4 8 . Use adobos para agregar sabor. Una buena marinada agregará mucho sabor y jugos extra a las carnes y verduras. Pero tenga cuidado de no marinar por más tiempo de lo que indica la receta. Algunos alimentos, los mariscos en particular, se descomponen cuando se marinan en ingredientes ácidos como vinagre, vino o jugos de frutas cítricas. ¡El resultado puede ser un lío blando que nadie quiere comer!

4 8. Prepare una salsa más espesa. Para una salsa más espesa, mezcle un poco de mantequilla y harina en una sartén y cocine hasta que la mezcla esté suave y espesa. Agréguelo a su salsa picante para obtener una textura espesa y rica.

Salsa De Vino Tinto

Ingredientes:

- 300 ml de vino tinto seco
- 120g de mantequilla
- 2 chalota o 1 cebolla morada
- unas ramitas de tomillo

1. En el aceite que quedó en la sartén del bistec, dorar la chalota o cebolla roja picada a fuego medio durante 2 minutos.
2. Verter el vino tinto, añadir las hojas de tomillo finamente picadas y llevar a ebullición.
3. Raspe el fondo de la sartén con una espátula para incorporar los trozos de

31

bistec dorados a la salsa y reduzca el vino durante 1 a 5 minutos.

4. Después de eso, comience a agregar mantequilla fría, córtela en cubos pequeños, mezcle activamente la salsa con una espátula.

5. La mantequilla se derretirá lentamente, cuando se amasa con el vino, se formará una emulsión, por lo que la salsa se espesará notablemente al final.

6. Después de eso, ya no es posible hervirla, pero vale la pena mantenerla caliente para que la salsa no se enfríe cuando la viertas sobre la carne.

Chuletas De Cerdo De Jerez A La Plancha

Ingredientes

- 1/2 taza de melaza
- cucharadas de salsa de soja
- chuletas de cerdo, de 2 pulgada de grosor
- 1/2 taza de vino de cocina Holland House Sherry

Preparación

1. En un tazón de plástico, combine jerez, melaza y salsa de soja; vierta sobre las chuletas de cerdo.
2. Cubrir; refrigere 40 a 45 minutos.
3. Prepare la parrilla.
4. Escurra las chuletas de cerdo; guardar adobo.
5. Ase las chuletas de cerdo a fuego medio-alto de 45 a 50 minutos o hasta que la carne de cerdo deje de estar rosada en el centro, volteándola una vez y cepillándola frecuentemente con adobo.

33

6. No hilvanar durante los últimos 5 to 10 minutos minutos de asado.
7. Deseche cualquier adobo restante.

Mayonesa Casera

Ingredientes:

- Jugo de 1 limón exprimido
- Sal y pimienta negra en polvo o recién molida según gusto
- 2 huevo de buena calidad grande: 125 a 30 gr.
- 250ml de aceite neutro

Preparación:

1. Colocar el huevo en el vaso del mixer, verter el aceite cuidadosamente sin romper el huevo.
2. Introducir el mixer hasta que toque la base del vaso.
3. Accionar sin levantar, presionando levemente sobre el fondo, usted verá

que pequeños hilos de emulsión empiezan a subir hasta la superficie.

4. En pocos segundos el total del líquido se emulsionará.

5. Agregar sal y pimienta.

6. Accionar el mixer y verter de a poco el jugo de limón.

7. Reservar en frío.

Mayonesa Al Pesto

<u>Ingredientes</u>:

- 2 porción de mayonesa casera
- <u>Para el pesto:</u>
- 125 a 30 gr de perejil
- 1 ó 5 dientes de ajo (a gusto)
- 25 a 30 gr de piñones o nueces
- Aceite de oliva
- P.N.R.M.: Pimienta negra recién molida
- Sal a gusto

Preparación:

1. Picar el perejil finamente en tabla y con un cuchillo de buen filo.
2. Reservar.
3. Picar las nueces o piñones.
4. Reservar. Picar el ajo finamente y reservar.

5. Si usted posee una picadora puede utilizarla y reemplazar este procedimiento.
6. En un bol mezclar los ingredientes picados y condimentar con aceite de oliva, sal y pimienta.
7. Luego incorporar la porción de mayonesa, mezclar y reservar en heladera.

Pinchos De Pan

Ingredientes

- 2 2 tomates de cóctel
- 2 bote de pesto (variedad al gusto)
- 2 pimentón
- Un poco de pan blanco
- 250 g de mantequilla de hierbas
- 2 paquete de queso feta

Preparación

1. Cortar el pan blanco en cubos de unos 4 x4 cm.
2. Cortar el feta en cubos. Cortar los pimientos en trozos más grandes.

3. Coge una brocheta y ponle un cubo de pan, un cubo de feta y un tomate.

4. Luego otro cubo de pan, feta y un tomate de cóctel.

5.   Terminar con un trozo de pimentón.

6. Untar los cubos de pan con mantequilla de hierbas.

7. Poner el pesto sobre los cubos de feta.

8. Poner las brochetas de pan en la parrilla durante unos 5 to 10 minutos minutos.

9. Cuando el feta se haya ablandado o el pan blanco esté crujiente, puedes servir las brochetas de pan.

Pan En Un Palo

Ingredientes

- 250 ml de leche
- 2 sobre de levadura en polvo
- 2 cucharaditas de sal
- 450 g de harina
- 120g de mantequilla a temperatura ambiente

Preparación

1. Mezclar la harina, la levadura en polvo y la sal en un bol.
2. Añadir poco a poco la leche y amazar hasta conseguir una masa con un robot de cocina.
3. Para los panes de palo, forme 25 rollos con la masa y envuélvalos uniformemente alrededor de palos adecuados.

4. Dar la vuelta al pan sobre el fuego, girándolo regularmente.

Piadine De La Parrilla

Ingredientes

- 1200 g de harina de trigo
- 4 cucharadas de aceite de oliva
- 2 cucharada de sal
- |Harina para la superficie de trabajo

- 550 ml de agua caliente
- 2 paquete de levadura seca
- 1 cucharadita de azúcar

Preparación

1. Poner todos los ingredientes en un bol grande y mezclarlos con una batidora de mano.

2. A continuación, saque la masa del bol y amásela a mano en una superficie de

trabajo enharinada hasta que se forme un bulto liso de masa de levadura.

3. Si tiene un robot de cocina potente, también puede dejar que la máquina termine de amasar la masa.

4. Deje que la masa de levadura terminada suba/descanse en el bol (preferiblemente cubierto con un paño) en un lugar cálido durante aproximadamente 2-2 ½ hora.

5. Una vez que haya subido, vuelva a amasar brevemente, divídala en 8 partes iguales y extienda cada trozo de masa en forma de tortita.

6. Colocar las empanadas de masa individualmente en papel de horno.

7. Colocar las empanadas en la parrilla caliente con la ayuda del papel de hornear y un poco de impulso y retirar el papel de hornear inmediatamente.

8. Después de aproximadamente 1 o 5 minutos, se puede dar la vuelta a las piadinas.

9. Después de un total de aproximadamente 1 a 5 minutos de asado están listas.

10. Mientras se asa la segunda cara, se puede cubrir la primera cara como se desee

El Perfecto Shashlik Ruso

Ingredientes

- 5 to 10 minutos tazas de crema agria
- 2 kilogramode cebolla(s)
- 4 botellas de salsa de soja de 300 ml cada una
- 2 kiwis

- 5 to 10 minutos kilogramode cuello de cerdo
- 5 to 10 minutos latas de tomate en trozos
- |Pimienta

Preparación

1. Necesitas un recipiente grande para poner la carne.

2. Lava la carne y sécala. Córtala en cubos de unos 4 x 4 cm. Ten cuidado de quitar los trozos grandes de grasa.

3. Debe haber una cierta cantidad de grasa en la carne, pero si un cubo tiene un 60% de grasa, no será jugoso, se convertirá en una bola de goma.

4. Colocar todos los cubos en el recipiente.

5. Cortar las cebollas en aros y añadirlas.

6. Añadir los tomates picados, la crema agria, la salsa de soja y la pimienta y mezclar bien.

7. Sazonar al gusto al añadir la pimienta.

8. Personalmente aconsejo, más bien poco que demasiado.

9. Ahora la carne debe reposar en la marinada durante unas 24 horas en el mejor de los casos.

10.   Dos horas antes de asar, ralle los kiwis en la carne y mezcle bien de nuevo.

11.   Coloque la carne en las brochetas, teniendo cuidado de no tirar de las cebollas con ella.

12.   Asimismo, tenga cuidado de no apretar demasiado las piezas.

13.   Deben tocarse ligeramente, nada más.

14.   La parrilla debe tener un calor alto, aquí recomiendo un Mangal por cierto.

15.   El shashlik suele tardar unos 40 a 45 minutos.

Shashlik Ruso

Ingredientes

- 2 hojas de laurel
- |Sal y pimienta
- 2 cebollas grandes
- 2 limón mediano

- 5 kilogramode pechuga de pollo, fresca, no congelada
- 2 vaso de vino blanco seco (por ejemplo, Blanchet)
- 1 vaso de mayonesa

Preparación

1. Cortar la carne en dados.

2. Añadir la mayonesa y el vino y mezclar bien.

3. Salpimentar y añadir las hojas de laurel.

4. Dejar reposar la mezcla durante un día a temperatura ambiente normal.

5. Al día siguiente, cortar las cebollas en tiras y exprimir el limón.

6. Añadir todo a la mezcla de carne. A continuación, mezcle bien todos los ingredientes.

7. Tras dos o tres horas de infusión, se puede poner la carne en pinchos y colocarla en la parrilla.

Salmón Asiático

Ingredientes

- 2 cucharadita de chile en polvo
- 4120g de fideos
- 2 cucharadas de aceite
- 2 zanahoria
- 2 manojo de cilantro

- 4 raciones de filete(s) de salmón
- 2 cucharadas|de aceite (de ajo)
- 2 cucharadas de salsa de soja
- 2 cucharada de miel
- 1 cucharadita de jengibre molido, o también rallado

Preparación

1. Mezcle el aceite de ajo, la salsa de soja, la miel, el jengibre y el chile en polvo.

2. Reserve una parte, cubra los filetes de salmón con el resto y métalos en la nevera durante 25 a 30 minutos.

3. A continuación, coloque el salmón en una bandeja de horno forrada con papel de aluminio y gratínelo en el horno a temperatura alta durante 4 minutos.

4. Dar la vuelta al pescado, rociar con el resto de la marinada y asar durante 2 minutos más.

5. Hervir los fideos, escurrirlos y mezclarlos en un bol con la salsa de soja, el aceite de soja y un poco de chile.

6. Cortar tiras finas de zanahoria e incorporarlas a los fideos con el cilantro picado.

7. Sirve con el salmón. También sabe muy bien sin cilantro.

Setas Para La Parrilla Con Relleno De Feta Y Perejil

Ingredientes

- 1 manojo de perejil
- |Sal y pimienta
- 2 puñado de queso rallado

- 450 g|champiñones grandes
- 250g de queso feta
- 40 g de mantequilla de hierbas
- 2 cebolla(s)

Preparación

1. Retira el tallo de los champiñones y saca un poco con una cuchara pequeña.

2. Prepara un trozo de papel de aluminio para cada champiñón.

3. A continuación, corta la cebolla en dados pequeños y pica finamente el perejil.

4. Poner ambos en un bol. Corta también el queso feta en dados pequeños y añádelo al bol con la mantequilla de hierbas.

5. Condimentar con una pizca de sal y pimienta.

6. A continuación, mezclar todo bien para que no queden trozos de feta. La mejor manera de hacerlo es con las manos.

7. Cuando todo esté bien mezclado, coge una porción cada vez y rellénala en un champiñón, espolvorea un poco de queso rallado por encima, presiona y envuélvelo en papel de aluminio.

8. Cocinar los champiñones en el grill durante 30 a 35 minutos, dependiendo del calor.

9. Si es necesario, puedes añadir algunos tomates secos, también picados, al feta para una variación ligeramente diferente.

Cevapcici Serbio

Ingredientes

- 1 cucharadita de sal
- 2 cucharadita de pimienta
- 2 bolsa de polvo de hornear

- 1200 g de carne de cerdo picada
- 4 dientes de ajo
- 2 cucharaditas de pimienta en polvo, rosa picante

Preparación

1. Machacar los dientes de ajo mejor con una pequeña pizca de sal en un mortero, mezclar con la carne picada.

2. A continuación, añada la sal, la pimienta, el pimiento rosa y amase bien. Por último, añada el polvo de hornear, esto hará que el cevapcici sea agradable y esponjoso.

3. Siga amasando durante unos 5 to 10 minutos minutos forme bolas de carne un poco más grandes que pelotas de ping pong y luego forme un rollo.

4. Deje reposar los cevapcici durante al menos 2-2 ½ horas antes de asarlos, aunque también se pueden freír en la sartén.

Pinchos De Patata Para La Parrilla

Ingredientes

- 450 g de patata(s) pequeña(s), principalmente de cera
- 2 pimiento(s) pequeño(s), verde(s)
- 8 champiñones pequeños
- 250 g de cebolla(s)
- 8 tomates de cóctel

- 2 cucharaditas de aceite (de cacahuete)
- 2 cucharaditas de aceite de oliva
- 2 cucharada de salsa de soja
- 2 cucharaditas de vinagre balsámico
- 2 cucharadita de alcaravea
- 2 cucharadita de mejorana
- |Sal

Preparación

1. Batir el aceite de cacahuete, el aceite de oliva, la salsa de soja, el vinagre balsámico y las especias y dejar reposar en el frigorífico durante al menos 2 hora.

2. Cepillar las patatas, hervirlas en agua con sal durante unos 25 a 30 a 25 minutos, dejarlas enfriar, pelarlas y cortarlas por la mitad.

3. Lavar y limpiar los pimientos, cortarlos en cuadraditos.

4. Limpiar los champiñones, cortarlos por la mitad, pelar las cebollas, lavarlas y cortarlas en rodajas gruesas. Lavar los tomates de cóctel.

5. Poner todos los ingredientes alternativamente en las brochetas,

asarlas durante unos 25 a 30 minutos minutos.

6. Después de la mitad del tiempo, cepillar con la marinada.

Brocheta De Pastor Árabe

Ingredientes
- 4 Cebolla(s)
- Limón(es), cuyo zumo
- 8|hojas de laurel
- |Sal y pimienta
- |Aceite de oliva

- 2 kilogramode carne de cordero
- 2 berenjenas
- 2 pimiento(s) rojo(s)
- 2 pimiento(s) verde(s)
- 2 tomates firmes

Preparación

1. Cortar el cordero en trozos cuadrados de 4 cm. Mezclar bien 2 cucharadas de aceite de oliva y el zumo de 1 limón, verter sobre la carne y mezclar.

2. Espolvorear pimienta y sal por encima, y colocar unas rodajas de cebolla y hojas de laurel por encima. Tapar el bol y meter la carne en la nevera para que se marine durante 6 -6 horas.

3. Ensartar los trozos de carne alternativamente con la cebolla, el tomate, la berenjena, las rodajas de pimiento y las hojas de laurel en 4 brochetas grandes.

4. Unte la rejilla de la parrilla con aceite de oliva y ase las brochetas durante unos 25 minutos por todas partes.

5. Servir lo más caliente posible.

Pepino Salsa

Ingredientes

- 5 to 10 minutos cucharadas de aceite de oliva para saltear
- 4 cucharadas de mermelada de albaricoque
- 2 limón pequeño, exprimido
- |Sal y pimienta del molino
- |chile seco del molino

- 2 pepino(s) grueso(s)
- 2 cebollas pequeñas cortadas en dados

Preparación

1. Sofreír los cubos de cebolla en aceite de oliva hasta que estén translúcidos.

2. A continuación, añadir la mermelada de albaricoque y el zumo de limón. Sazona con sal, pimienta y chile y deja que se enfríe.

64

3. Mientras tanto, pela el pepino y córtalo en dados pequeños.

4. A continuación, añada la mezcla de cebollas y déjelo todo en el frigorífico durante aproximadamente 2 hora.

Espaguetis Rúcula Ensalada

Ingredientes

- 2 manojos de rúcula
- 250g de parmesano fresco
- 120g de piñones

- 450 g|Espaguetis
- |Sal
- 2 frasco de tomate(s) seco(s) conservado(s) en aceite
- |Aceite de oliva
- |vinagre balsámico
- |Sal
- |Pimienta

Preparación

1. Romper los espaguetis dos veces y cocerlos en abundante agua con sal según las instrucciones del paquete.

2. Mientras se cuecen los espaguetis, picar los tomates secos.

3. Añadir a una ensaladera grande junto con el aceite del tarro más el aceite de oliva, el vinagre balsámico, sal y pimienta.

4. Escurrir los espaguetis y añadirlos al aliño mientras están calientes.

5. Seguir removiendo y dejar enfriar.

6. Es posible que tenga que añadir vinagre y aceite aquí, ya que los espaguetis absorberán el líquido.

7. Cuando estén fríos, deben seguir nadando bien en el aliño.

8. Justo antes de servir, rallar el parmesano con un rallador de cocina grueso e incorporarlo.

9. Lava la rúcula, sécala y pícala un poco. Añádela también e incorpórala.

10. Tostar los piñones, añadirlos e incorporarlos con cuidado. Servir inmediatamente.

Setas Rellenas

Ingredientes

- 250g de queso fresco
- 2 cucharada de hierbas picadas
- |Sal y pimienta
- posiblemente|zumo de limón, fresco

- 8 champiñones grandes, (también funciona con los pequeños. pero entonces se necesita más)
- 2 cebolla(s) mediana(s)
- 2 cucharadita de aceite de oliva

Preparación

1. Lavar bien los champiñones y cortar el extremo del tallo de unos 2 mm de grosor.

2. A continuación, cortar los tallos.

3. Con una cucharilla, retirar con cuidado las laminillas y ahuecar un poco más el sombrero del champiñón.

4. Guardar los sombreros de los champiñones para más tarde.

5. Cortar con un cuchillo el tallo, las laminillas y los trozos de champiñón que se han sacado en pequeños dados.

6. Picar finamente la cebolla.

7. Calentar aceite de oliva en una sartén.

8. Saltear la cebolla en el aceite hasta que se dore, y luego añadir los trozos de setas.

9. Saltear los champiñones brevemente, luego añadir el queso crema, remover y derretir a fuego lento y llevar a un breve hervor.

10.   Deje que la mezcla se enfríe un poco y, a continuación, mezcle las hierbas, sazone con sal, pimienta y un chorrito de zumo de limón si es necesario.

11.   Rellene con cuidado la mezcla en los sombreros de los champiñones con una cucharilla.

12.   Los champiñones rellenos se colocan mejor en una bandeja de aluminio en la parrilla, o se colocan bajo el grill del horno hasta que el relleno se dore y el champiñón esté blando.

13.   Son estupendos para los buffets, para los vegetarianos como sustituto de la carne al asar, o como una deliciosa comida con arroz y ensalada.

Pan A La Parrilla Estilo Naan

Ingredientes

- 2 cucharaditas de sal
- 750 g de harina
- 2 cucharada de aceite
- 4 cucharadas de mantequilla derretida

- 2 paquete de levadura seca
- 5 cucharadas de azúcar
- 260 ml de agua tibia
- 2 huevo grande batido
- 4 cucharadas de leche o yogur 2 0% natural

Preparación

1. Tamizar la harina en un bol. Hacer un hueco en el centro y añadir la levadura, el azúcar, la sal, el huevo batido, el aceite y yo.

2. Con los ganchos de amasar de una batidora de mano, amasar los ingredientes incorporando poco a poco el agua tibia hasta obtener una masa suave y no pegajosa.

3. Continúe amasando hasta que la masa se separe del lado del bol.

4. Cubrir la masa con un paño y dejarla subir en un lugar cálido durante 2 ,6 - 2 horas.

5. Espolvorear un poco de harina en una superficie de trabajo, poner la masa sobre ella y amasarla de nuevo.

6. Separar los trozos de masa y hacer bolas con la mano.

7. Deberían salir de 2 4 a 25-30 bolas. Dejar subir durante otros 40 a 45 minutos.

8. Espolvorear harina en una tabla de madera grande.

9. Coloque una bola encima y extienda una hamburguesa fina con un rodillo.

10. Colóquela directamente en la rejilla de la parrilla sobre las brasas y hornéela durante 1-5 minutos por un lado, hasta que la parte inferior esté crujiente y la superior hinchada.

11. Untar el naan con la mantequilla derretida y servir.

12. Hornee las bolas de masa restantes de la misma manera.

Salmón Picante A La Llama Del Fuego

Ingredientes

- 2 cucharadita de sal marina
- 2 pizca de chile al gusto
- 2 cucharadita de pimienta en polvo

- 2 filete de salmón (tamaño al gusto) con piel
- 2 cucharadita de granos de pimienta
- 2 cucharadita de bayas de enebro

Preparación

1. También necesitarás una tabla de madera grande de haya o roble y clavos sin zinc.

2. Puedes conseguir la tabla muy probablemente en el comerciante de madera, más bien elige una de mayor calidad, pero en ningún caso pegues la madera.

3. Riegue la tabla antes de usarla, después de usarla se puede fregar y volver a usarla.

4. Lijar si es necesario.

5. El salmón lo compras fresco en el concesionario, ni pescado congelado ni salmón de jaula lleno de antibióticos y piensos concentrados.

6. Ten respeto por el producto y utiliza salmón de fiordo, salmón salvaje o salmón ecológico.

7. ¿De qué sirve una preparación amorosa si el producto de origen no es bueno? La chimenea puede ser un fuego de tierra o puedes utilizar una cesta de fuego bajo.

8. Si utiliza una cesta de fuego, la tabla debe ser más larga.

9. El tiempo de cocción depende de varios factores: el grosor del filete, el fuego, el viento, la distancia al fuego, etc.

10. Lo decisivo es que se forme una ligera costra en el salmón y que ya rezume algo de grasa por los lados.

11. Seque el filete de salmón fresco y colóquelo con la piel hacia abajo en la tabla.

12. Machaque las especias en un mortero y espolvoréelas sobre el filete. "Da unos golpecitos para que el polvo se quede en el pescado.

13. A continuación, clava cuidadosamente el salmón en la tabla con los clavos sin zinc.

14. El fuego ya se ha consumido un poco y tiene buenas brasas, pero las llamas deben seguir parpadeando.

15.	Coloca con cuidado la tabla con el salmón ligeramente inclinado sobre el fuego.

16.	Debe formarse una ligera costra en el exterior del salmón y puede que aún esté ligeramente rosado en el interior.

17.	A continuación, coloque la tabla en la mesa, saque los clavos y corte trozos de salmón del tamaño de un plato con un cuchillo afilado.

18.	Esto va muy bien con patatas al horno con tzatziki o con verduras a la parrilla.

Pastel De Carne A La Barbacoa Con Queso

Ingredientes
- 250 g de aliño para barbacoa
- 4 puñados de patatas fritas

- 250g|Gouda
- 250 g|cebollas asadas
- 5 kg|pan de carne

Preparación

1. Cortar el Gouda en trozos pequeños. Mezclar con las cebollas fritas y el pastel de carne y formar una especie de caja.

2. Extender el aliño para barbacoa en una superficie de trabajo, colocar el pastel de carne encima y espolvorearlo por completo.

79

3. Precaliente la parrilla y eche tres puñados de patatas fritas en las brasas, luego llene un recipiente con agua caliente.

4. Coloque el pastel de carne en la rejilla, utilice un medidor de temperatura del núcleo y bata entre 300 °C y 250°C. Una vez que el pastel de carne haya alcanzado una temperatura central de 160°C, se puede retirar de la parrilla.

Hamburguesa De Queso Con Chile

Ingredientes

- 1 cucharadita de sal marina gruesa
- 2 dientes de ajo finamente picados
- 1 cucharadita de pimienta recién molida
- 4 rebanada/s de queso, (respectivamente cheddar, queso de mantequilla...), rebanadas finas
- 4 panecillos, de hamburguesa
- 4 hojas de lechuga

- 10 00 g de carne picada
- 2 cebolla roja mediana rallada
- 4 cucharadas de perejil picado
- 2 cucharadas de pimiento(s) picante(s), (jalapeño) picado(s), con semillas

81

Preparación

1. En un bol, mezclar la carne picada con la cebolla, las hierbas, el chile, la sal, el ajo y la pimienta y amasar bien.

2. Cortar la mezcla en cuartos y formar hamburguesas del mismo tamaño, de unos 4 cm de grosor.

3. Preparar la parrilla y dejarla bien caliente.

4. Colocar las hamburguesas en la parrilla y cocinarlas a fuego directo y alto durante 20-25 minutos con la tapa cerrada.

5. Déles la vuelta una vez y estarán a punto.

6. Durante el último minuto de asado, coloque la rebanada de queso sobre las hamburguesas.

7. Coloca las hamburguesas terminadas en los panes de hamburguesa y adórnalas con una hoja de lechuga. Consejo: ¡sabe un poco mejor si se tuestan los panecillos de hamburguesa brevemente en la parrilla de antemano!

Filete De Ternera Con Mantequilla De Nuez De Nuez De Gorgonzola Picante

Ingredientes

- 2 cucharadas de perejil fresco, picado
- 2 cucharadita de copos de pimiento rojo machacado
- 2 dientes de ajo
- 7 taza de piñones
- sal kosher y pimienta recién molida al gusto
- 1 taza de mantequilla sin sal, suavizada
- 1 taza de Gorgonzola desmenuzado u otro queso azul
- 4 cucharadas de tomillo fresco, picada
- 2 cucharadas de romero fresco, picada

- 8 filetes de solomillo de ternera

Preparación

1. Precaliente una parrilla al aire libre para calor medio-alto.
2. Coloque la mantequilla ablandada, queso Gorgonzola, tomillo, romero, perejil, copos de pimiento rojo, ajo y piñones en el recipiente de un procesador de alimentos.
3. Puré hasta que se incorpore, pruebe y sazone al gusto con sal y pimienta.
4. Sazone los filetes de todos los lados con sal y pimienta.
5. Parrilla a la cocción deseada en parrilla precalentada, cerca de 5 to 10 minutos minutos por lado para el medio raro.
6. Para servir, encima de cada uno con alrededor de 5 cucharadas de la mantequilla.

Filete De Ternera Con Mantequilla De Nuez De Nuez De Gorgonzola Picante

Ingredientes

- 2 cucharadas de perejil fresco, picado
- 2 cucharadita de copos de pimiento rojo machacado
- 2 dientes de ajo
- 7 taza de piñones
- sal kosher y pimienta recién molida al gusto
- 8 filetes de solomillo de ternera (8 onzas)
- 1 taza de mantequilla sin sal, suavizada
- 1 taza de Gorgonzola desmenuzado u otro queso azul
- 4 cucharadas de tomillo fresco, picada
- 2 cucharadas de romero fresco, picada

Preparación

1. Precaliente una parrilla al aire libre para calor medio-alto.

2. Coloque la mantequilla ablandada, queso Gorgonzola, tomillo, romero, perejil, copos de pimiento rojo, ajo y piñones en el recipiente de un procesador de alimentos.
3. Puré hasta que se incorpore, pruebe y sazone al gusto con sal y pimienta.
4. Sazone los filetes de todos los lados con sal y pimienta.
5. Parrilla a la cocción deseada en parrilla precalentada, cerca de 5 to 10 minutos minutos por lado para el medio raro.
6. Para servir, encima de cada uno con alrededor de 2 cucharadas de la mantequilla.

Pastitsio

Ingredientes

- Capa de Carne:
- 2 cucharadita de nuez moscada molida
- 2 cucharadita de canela molida
- 2 huevos batidos
- Macaroni Layer:
- 2 libra de macarrones sin cocer
- 2 huevos batidos
- 2   taza de queso parmesano rallado, dividido
- 1 taza de mantequilla derretida
- Capa de salsa de crema:
- 4 huevos bien batidos
- 7 taza media y media
- 2 taza de queso parmesano rallado
- 2 cucharada de harina para todo uso
- 1 cucharadita de sal
- nuez moscada molida a gusto
- 2 cucharada de mantequilla
- 2 cebolla picada
- 4 libras de carne picada magra

- 7 taza de agua
- 2 (6 onzas) de pasta de tomate
- 5 cucharaditas de sal
- 7 cucharadita de pimienta
- 2 cucharadas de pimienta de tierra

Preparación

1. Derretir 2 cucharada de mantequilla en una sartén grande a fuego medio-alto.

2. Agregue la cebolla y cocine hasta que comience a ablandar, aproximadamente 4 minutos.

3. Agregue la carne molida y cocine hasta que esté desmenuzado y ya no rosado.

4. Vierta el agua y la pasta de tomate.

5. Sazone con sal, pimienta, pimienta de Jamaica, nuez moscada y canela; Cubra y cocine a fuego lento durante 5 to 10 minutos minutos.

6. Retirar del fuego, ajustar la sal al gusto y refrigerar hasta que esté frío.

7. Una vez frío, quitar cualquier grasa congelada, y mezclar bien con 2 huevos batidos, y dejar a un lado.

8. Precaliente el horno a 450 grados F (250grados C).

9. Traiga una olla grande de agua ligeramente salada a ebullición. Agregue los macarrones y cocine durante 8 a 25 minutos o hasta que estén al dente; Escurrir y aclarar bajo agua fría para enfriar.

10. Mezclar los macarrones en 2 huevos batidos hasta que estén bien cubiertos.

11. Separe uniformemente la mitad de la mezcla de macarrones en una cacerola para hornear de 2 2 x2 4x2 pulgadas, espolvoree con 1 taza de queso parmesano rallado, y llovizna con 1 taza de mantequilla derretida.

12. Extender la mezcla de carne encima, luego terminar con los macarrones restantes.

13. Espolvoree los macarrones con otra 1 taza de queso parmesano y

llovizna con 1 taza de mantequilla derretida.

14. batir juntos 4 huevos batidos con la mitad y media, 2 taza de queso parmesano, harina y sal; Batir hasta que esté bien mezclado. Vierta la mezcla de crema uniformemente sobre la parte superior del pastitsio, y espolvorear con nuez moscada.

15. Cubra la cacerola con papel de aluminio y hornee en el horno precalentado durante 25 a 30 minutos minutos.

16. Retire la lámina, y hornear hasta que la parte superior se ha vuelto de color dorado, unos 40 a 45 minutos.

17. Retire del horno y deje reposar durante 25 a 30 minutos minutos antes de servir.

Auténtico Chili De Cincinnati

Ingredientes

2 cucharadita de comino molido

2 cucharadita de canela molida

1 cucharadita de pimienta de cayena molida

5 to 10 minutos clavos enteros

5 to 10 minutos bayas de pimienta inglesa enteras

2 hoja de laurel

2 libras de carne picada magra

2 litro de agua, o cantidad para cubrir

2 cebollas, finamente picadas

2 (25 a 30 minutos onzas) de salsa de tomate

2 cucharadas de vinagre

2 cucharaditas de salsa Worcestershire

4 dientes de ajo picados

1 (2 onza) de chocolate cuadrado sin azúcar

7 taza de chile en polvo

5 cucharaditas de sal

Preparación

1. Coloque la carne molida en una cacerola grande, cubra con aproximadamente 2 cuarto de galón de agua fría, y traiga a ebullición, revolviendo y rompiendo la carne con un tenedor a una textura fina.

2. Lentamente hervir hasta que la carne esté bien cocida, unos 40 a 45 minutos, luego retirar del fuego y refrigerar en la sartén durante la noche.

3. Al día siguiente, desnatada la grasa sólida de la parte superior de la sartén, y desechar la grasa.

4. Coloque la mezcla de carne a fuego medio y revuelva las cebollas, la salsa de tomate, el vinagre, la salsa Worcestershire, el ajo, el chocolate, el chile en polvo, la sal, el comino, la canela, la pimienta de cayena, los clavos, las bayas de allspice y la hoja de laurel.

5. Llevar a ebullición, reducir el fuego a fuego lento, y cocinar, revolviendo de vez en cuando, durante 4-4 ½ horas.

Agregue agua si es necesario para evitar que el chile quema.

Pechuga De Pollo Rellena

Ingredientes

- |Sal y pimienta
- |Aceite de oliva
- |Pimienta en polvo

- 4 filetes de pechuga de pollo
- 2120g de queso feta
- 2 puñado de hierbas (perejil, cebollino, albahaca, etc.) picadas

Preparación

1. Enjuague los filetes de pechuga de pollo bajo el grifo y séquelos.

2. Cortar los filetes a lo largo.

3. Cortar el queso feta en dados pequeños y mezclarlo con las hierbas.

4. Sazonar el interior del bolsillo de los filetes y rellenar con la mezcla de feta y hierbas.

5. Doblar el bolsillo para cerrarlo y sujetarlo con palillos o atarlo con hilo de cocina.

6. Untar los filetes rellenos con aceite y sazonar, y dejarlos reposar durante 1 o 5 horas.

7. Los filetes se pueden freír en la sartén o asar a la parrilla sobre fuego de carbón.

8. Están deliciosos con una ensalada fresca.

Pan A La Parrilla

Ingredientes

- 25 g|sal
- 40 g de levadura

- 750 g|Harina (tipo 6 6 0)
- 2125 a 30 g|Cerveza o agua

Preparación

1. Mezclar todos los ingredientes y amasar durante al menos 5 to 10 minutos minutos.

2. Dejar reposar durante 40 a 45 minutos.

3. Cortar unos 25 a 30 minutos trozos de la masa y formar cualquier pieza plana o dar forma a la masa en 4 hamburguesas.

4. Dejar subir de nuevo durante unos 25 a 30 minutos hasta que los trozos tengan volumen.

5. Enharinar las piezas o hamburguesas y hornearlas en la parrilla agradable y lentamente, dándoles la vuelta con frecuencia.

Cevapcici Envuelto En Bacon

Ingredientes

- 2 cucharadita, colmada de sal
- 2   cucharada de pimienta recién molida
- 2 cucharada de pimienta en polvo
- 2 cucharadita, colmada, de curry en polvo
- 8 rebanadas de tocino, o tocino de desayuno

- 750 g|de carne picada, mixta o sólo de ternera
- 2 cebolla(s)
- 2 dientes de ajo
- 120g de queso rallado o feta picado
- 125 a 30 ml de nata
- 4 cucharadas de pan rallado o pan rallado

Preparación

1. Picar finamente la cebolla y el ajo. Mezclar bien todos los ingredientes, excepto el bacon, y amasar.

2. Formar cevapcici/salchichas con la mezcla, de unos 4 cm de diámetro y 20-25 cm de largo.

3. A continuación, envuelva cada rollo con una loncha de bacon.

4. El bacon no tiene que ir pegado por separado, se pega a la carne picada.

5. Ahora colóquelo en la parrilla durante unos 25-30 minutos minutos, dándole la vuelta varias veces. Precaución.

6. Las salchichas no son para los delgados.

Antorchas De Barbacoa

Ingredientes

- 6 cucharadas de aceite
- 2 cucharadita de pimienta en polvo, dulce noble
- 1 cucharadita de mejorana seca

- 25-30 lonchas de panceta, sin corteza
- 2 cucharadita, colmada, de polvo de curry
- |Sal y pimienta
- |perejil para decorar

Preparación

1. Poner en remojo las brochetas durante aproximadamente 2 hora.

2. Ensartar la carne por un extremo en una brocheta, empujarla hacia arriba, envolverla alrededor de la brocheta en forma de espiral y luego ensartar el otro extremo.

3. Para la marinada de curry: mezclar el curry con 4 cucharadas de aceite.

4. Para el marinado de pimentón: mezclar pimentón con mejorana, pimienta y 4 cucharadas de aceite.

5. Cubrir generosamente cada una de las 8 brochetas con el adobo, taparlas y dejarlas reposar en un lugar fresco durante 2-4 horas.

6. A continuación, asar las brochetas en un horno precalentado a 250°C durante 25-30 minutos minutos hasta que estén crujientes.

7. Dar la vuelta una vez entre medias y espolvorear con sal.

8. En la parrilla, las brochetas necesitan un poco menos de tiempo, hay que tener un poco de cuidado, de lo contrario la carne se vuelve oscura y

dura. Disponer en un plato grande y espolvorear con perejil.

Pechuga De Pollo A La Parrilla Con Marinada De Naranja

Ingredientes

- 1 cucharadita de pimienta de Jamaica
- 2 cucharadita de polvo de curry
- 2 cucharaditas de sal marina gruesa
- 2 cucharaditas de orégano picado
- 2 cucharadas de azúcar de caña
- |Pimienta del molino

- 4 filetes de pechuga de pollo
- 250 ml de licor de naranja
- 250ml de zumo de naranja recién exprimido
- 1 cucharadita de semillas de comino

Preparación

1. Enjuague las pechugas de pollo con agua fría y séquelas con palmaditas.

2. Mezclar los ingredientes de la marinada en un bol.

104

3. Colocar las pechugas de pollo en una bolsa de plástico, verter la marinada sobre ellas y cerrar la bolsa herméticamente.

4. Deje marinar los filetes durante unos 40 a 45 minutos a temperatura ambiente, sáquelos de la bolsa, escúrralos y áselos a la parrilla a fuego directo durante 15-30 minutos minutos por cada lado hasta que se doren.

Pan Al Horno Con Y Sin Ajo Silvestre

Ingredientes

- 2 cucharaditas de sal
- 2 cucharaditas de miel
- 2 manojo de ajo de oso

- 2 .000 g|de harina
- 2 taza/s de leche tibia
- 4 cucharadas de aceite
- 2 paquetes de levadura

Preparación

1. Mezclar la levadura y la miel. Picar el ajo silvestre.

2. Añadir la leche, el aceite, la sal y el ajo silvestre y amasar con la batidora o con las manos hasta obtener una masa suave.

3. Añadir un poco más de leche o harina si es necesario.

4. Cubrir la masa y dejarla subir en un lugar cálido y tranquilo durante unos 40 a 45 a 60 minutos.

5. Para mí, la masa sube mejor en el horno.

6. Precalentar el horno brevemente a unos 85°. Luego apágalo y mete la masa. Para gratinar, enrolle la masa en tiras de unos 1 a 5 centímetros de grosor y envuélvala en espiral alrededor de los palillos correspondientes.

7. Esto es importante para que la masa se cocine uniformemente.

8. Mantén el pan de palo sobre las brasas de la hoguera durante unos 25 a 30 minutos minutos, dándole la vuelta regularmente.

9. Si no tiene o no le gusta el ajo silvestre, déjelo fuera.

10. También puedes añadir hierbas italianas y un poco de ajo a la masa, según tu gusto.

11. Nosotros preferimos comer tzatziki con ella.

Especial Filetes De Cuello Marinados

Ingredientes
- 2 cucharada de sal marina
- 2 cucharadita de pimienta negra
- 2 hojas de laurel
- 4 rodajas de cuello de cerdo (300 g cada una)
- 2 guindilla(s) fresca(s)

- 2 cucharadas de zumo de limón
- 1/2 litro|de zumo de naranja
- ⅛ litro de aceite de oliva
- 2 dientes de ajo

Preparación

1. Mezclar el zumo de limón con el zumo de naranja y el aceite de oliva.

2. Picar la guindilla finamente, pelar el ajo y picarlo también finamente.

3. Añadir todo a la mezcla de zumo y aceite con sal y pimienta.

4. Lavar la carne y secarla con palmaditas.

5. Introdúcela en la marinada.

6. La carne debe quedar completamente cubierta.

7. Dejar reposar en el frigorífico durante un mínimo de 2 hora, preferiblemente toda la noche.

8. Saque los filetes de la marinada y áselos durante unos 5 to 10 minutos o 6 minutos por cada lado.

9. Servir la carne con una ensalada.

Pesto Panini De Tubby

Ingredientes

- 2 mitades de pechuga de pollo deshuesadas y sin piel
- 2 cucharadas de aderezo de ensalada César cremoso
- 6 rebanadas de pan italiano con semillas de sésamo
- 1 taza de lechuga iceberg desmenuzada
- 2 lonchas finas de mozzarella ahumada
- 7 taza de hojas de albahaca fresca
- 7 taza de aceite de oliva
- 4 dientes de ajo picados
- 2 cucharadas de queso romano rallado
- 2 cucharadita de orégano seco
- 2 cucharadita de pimienta negra molida

Preparación

1. Precaliente una parrilla al aire libre para el calor medio; aceite ligeramente la rejilla.
2. Coloque albahaca, aceite, ajo, queso romano, orégano y pimienta en una licuadora.
3. Mezcle en la parte superior hasta que esté suave, añadiendo aceite adicional si es necesario, unos 40 a 45 segundos.
4. Parrilla el pollo hasta que los jugos salgan claros, unos 5 to 10 minutos minutos por lado.
5. No apague la parrilla.
6. Cuchara 2 cucharada de César vestirse en 2 rebanadas de pan.
7. Cubra cada uno con la lechuga, y una rebanada adicional de pan.
8. Extender la segunda rebanada de pan densamente con el pesto.
9. Cubra cada sándwich con una pechuga de pollo cocida, una rebanada de mozzarella ahumada y el pan restante.

10. Barbacoa los emparedados hasta que el queso se funda, y el pan se tuesta, cerca de 4 minutos por lado.

Pollo Pasado De Moda Y Albóndigas Slick

Ingredientes

- 2 hoja de laurel
- 4 tallos de apio
- 2 pizca de pimienta de cayena
- 2 tazas de harina para todo uso
- 1 cucharadita de sal
- 2 cucharadita de polvo de hornear
- 4 cucharadas de grasa de pollo procesada
- 4 libras de carne de pollo deshuesada y sin piel
- 2 zanahorias pequeñas, en rodajas
- 4 patatas dulces, peladas y en cubos
- 4 papas irlandesas, en cubos
- 5 to 10 minutos cebollas pequeñas
- 5 to 10 minutos tazas de agua
- sal al gusto
- pimienta negra molida al gusto

Preparación

1. Coloque el pollo en una olla grande. Agregue sal y pimienta, una pizca de cayena, una hoja de laurel y un puñado de tapas de apio.
2. Cubra con agua y cocine hasta que esté listo. Descartar la hoja de laurel.
3. Agregue vegetales y continúe cocinando hasta que los vegetales estén casi listos.
4. Mientras tanto, haz las albóndigas. Mezcle la harina, 1 cucharadita de sal, polvo de hornear, grasa de pollo.
5. Mezcle suficiente agua para hacer una masa dura.
6. Divida la masa en tres partes. Estirar, y cortar en cuadrados.
7. Agregue 7 de albóndigas al pollo a fuego lento y cocine durante 5 to 10 minutos minutos.
8. Agregue otro tercio y cocine 5 to 10 minutos minutos más.
9. Agregue el tercio restante y cocine 5 to 10 minutos minutos más. Servir.

Sopa De Pollo Con Mantequilla De Maní

Ingredientes

- 1 taza de apio picado
- 1 taza de cebolla picada
- 1 taza de pimiento verde picado
- 2 dientes de ajo picados
- 1 taza de mantequilla de maní
- 2 cucharada de perejil fresco picado
- sal al gusto
- pimienta negra molida al gusto
- 8 tazas de caldo de pollo
- 2 tazas de carne de pollo cocida en cubitos
- 2 taza de papas peladas y en cubos
- 2 taza de zanahorias en cubitos
- 2 taza de calabacín cortado en cubitos
- 2 taza de florecillas de brócoli
- 2 taza de tomates enteros enlatados, picados

Preparación

1. En una olla grande, combine el caldo, el pollo, las papas y las zanahorias.
2. Ponga a hervir la sopa y luego reduzca el fuego a medio.
3. Cocine por unos 25 minutos, hasta que los vegetales estén tiernos.
4. Agregue el calabacín, el brócoli, los tomates, el apio, la cebolla, el pimiento verde y el ajo.
5. Cocine a fuego lento durante unos 8 minutos.
6. Agregue la mantequilla de maní, el perejil, la sal y la pimienta; revuelva hasta que la mantequilla de maní esté completamente mezclada.
7. Cocine a fuego lento durante 10 minutos más.

Sopa De Pollo Con Mantequilla De Maní

Ingredientes

- 1 taza de apio picado
- 1 taza de cebolla picada
- 1 taza de pimiento verde picado
- 2 dientes de ajo picados
- 1 taza de mantequilla de maní
- 2 cucharada de perejil fresco picado
- sal al gusto
- pimienta negra molida al gusto
- 8 tazas de caldo de pollo
- 2 tazas de carne de pollo cocida en cubitos
- 2 taza de papas peladas y en cubos
- 2 taza de zanahorias en cubitos
- 2 taza de calabacín cortado en cubitos
- 2 taza de florecillas de brócoli
- 2 taza de tomates enteros enlatados, picados

Preparación

1. En una olla grande, combine el caldo, el pollo, las papas y las zanahorias.
2. Ponga a hervir la sopa y luego reduzca el fuego a medio.
3. Cocine por unos 25 minutos, hasta que los vegetales estén tiernos.
4. Agregue el calabacín, el brócoli, los tomates, el apio, la cebolla, el pimiento verde y el ajo.
5. Cocine a fuego lento durante unos 8 minutos.
6. Agregue la mantequilla de maní, el perejil, la sal y la pimienta; revuelva hasta que la mantequilla de maní esté completamente mezclada.
7. Cocine a fuego lento durante 4 minutos más.

Detroit Hot Honey Wings

Ingredientes

- 2 taza de miel
- 1 taza de mantequilla derretida
- 1 taza de salsa picante
- 2 libras de alas de pollo, consejos descartados
- 2 cucharadita de pimienta de cayena
- sal y pimienta negra molida al gusto

Preparación

1. Precaliente una parrilla al aire libre para el calor medio y ligeramente la parrilla de aceite.
2. Lave bien las alas y séquela con una toalla de papel.
3. Sazone la carne con pimienta, sal y pimienta.
4. Cocine las alas de pollo en la parrilla precalentada hasta que estén bien cocidas y los jugos estén limpios, de 45 a 50 minutos, dependiendo del tamaño de las alas.

5. Cepille las alas liberalmente usando 1 taza de miel mientras cocinan.
6. Derretir la mantequilla, verter en un tazón grande y mezclar en el restante 1 taza de miel y salsa caliente.
7. Retire las alas de la parrilla e inmediatamente tirarlas en la salsa de mantequilla de miel caliente para cubrir.
8. Sirva las alas 'mojadas' o devuélvalas a la parrilla durante 1 a 5 minuto por lado para poner la salsa.

Ensalada De Pollo A La Parrilla Cosmopolita

Ingredientes

- 7 cucharadita de sal
- 7 cucharadita de pimienta de limón
- 2 bolsa de ensalada de ensalada europea
- 1 taza de arándanos secos
- 2 tazas de segmentos de naranja en cubitos
- 2 cucharadas de tiras de cáscara de naranja
- 7 taza de salsa de arándanos jalea
- 7 taza de mermelada de naranja
- 7 taza de jugo de limón fresco
- 7 taza de jugo de naranja fresco
- 7 taza de aceite vegetal
- 2 cucharadas de vodka con sabor a limón
- 4 mitades de pechuga de pollo deshuesadas y sin piel

Preparación

1. En una cacerola pequeña a fuego bajo, combine la salsa de arándanos y la mermelada de naranja.
2. Caliente y revuelva hasta que se derrita y bien mezclado.
3. Retirar del fuego y agregar el jugo de lima, jugo de naranja y aceite vegetal.
4. Retire 1 taza de la mezcla y dejar de lado en el refrigerador para más tarde.
5. Permita que la mezcla se enfríe, luego agregue el vodka de limón y transfiera a una bolsa grande y resellable.
6. Sazone las piezas de pollo con sal y pimienta de limón; colóquelas en la bolsa con el adobo.
7. Selle la bolsa y marinar en el refrigerador por lo menos 2- 2 ½ hora, girando de vez en cuando.
8. Precaliente una parrilla para calor medio.
9. Retire el pollo de la bolsa de plástico, desechando el adobo.

10.   Coloque las piezas de pollo en la parrilla precalentada y cocine por 10 a 15 minutos minutos en cada lado, o hasta que estén firmes y ya no rosadas en el centro.

11.   Si tiene un termómetro de carne, debe medir 250 grados F cuando se mide en la parte más gruesa. Retire el pollo a una tabla de cortar y deje reposar durante unos 5 to 10 minutos minutos.

12.   Mientras el pollo está descansando, combine las verduras de ensalada, los arándanos y los segmentos de naranja.

13.   Verter el adobo cítrico reservado sobre la ensalada y mezclar ligeramente para cubrir.

14.   Divida la ensalada entre cuatro platos de servir.

15.   Rebanar cada pedazo de pollo en cruz en tiras de 1 pulgada.

16. Arreglar sobre las tapas de las ensaladas y espolvorear con tiras de cáscara de naranja.